L'ASTHME

ET

LE CATARRHE

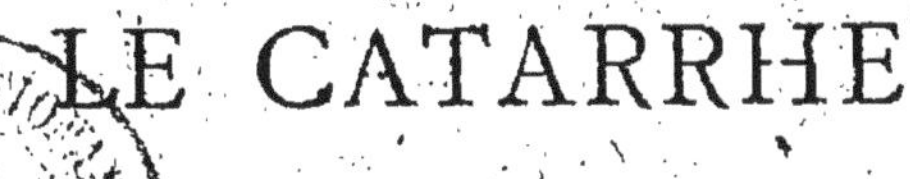

MONOGRAPHIE ET OBSERVATIONS

SUR LE

TRAITEMENT EMPLOYÉ PAR Mme PAU

(Guérison radicale)

Par le Docteur MONOR

Prix : UN Franc.

EN VENTE

Chez DENTU, libraire, Galerie d'Orléans

ET CHEZ L'AUTEUR

168, Faubourg Saint-Honoré. — Paris.

1877

L'ASTHME

ET

LE CATARRHE

PARIS. — IMPRIMERIE BERNARD, 9, RUE DE LA FIDÉLITÉ.

L'ASTHME

ET

LE CATARRHE

MONOGRAPHIE ET OBSERVATIONS

SUR LE

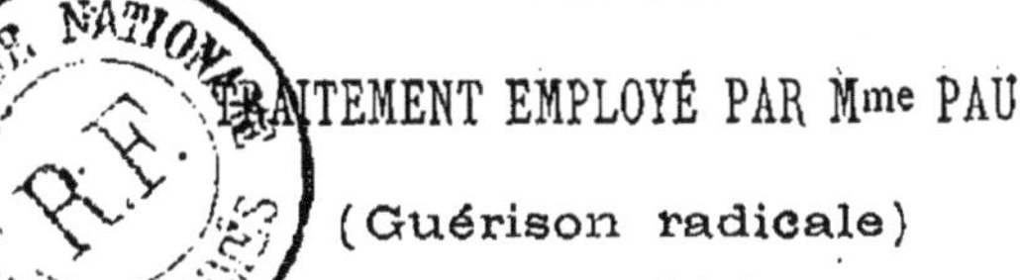

TRAITEMENT EMPLOYÉ PAR Mme PAU

(Guérison radicale)

Par le Docteur MONOR

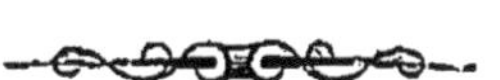

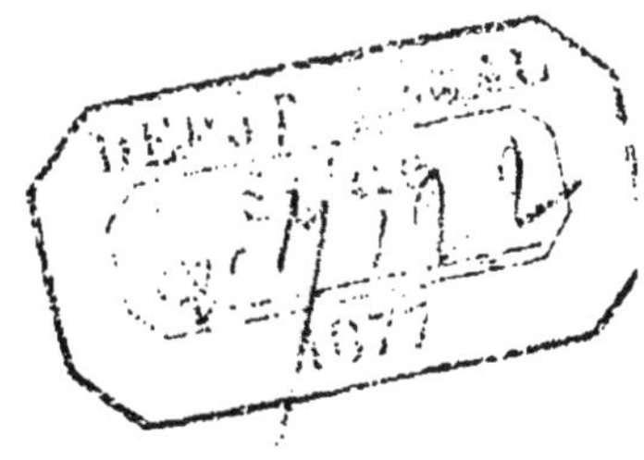

EN VENTE

Chez DENTU, libraire, Galerie d'Orléans

ET CHEZ L'AUTEUR

168, Faubourg Saint-Honoré. — Paris.

DE L'ASTHME

Le mot asthme vient du grec αω souffler ou de ασθμανειν haleter, pour définir l'asthme. Le professeur Germain Sée s'exprime en ces termes : « La physiologie appliquée à l'étude de l'asthme nous enseigne une maladie chronique composée de trois éléments : une dyspnée intermittente spéciale, une exsudation bronchique et une lésion secondaire des vésicules pulmonaires ou emphysème. » Cullen, Robert Brée, Roche et Sanson, Floyer définissent cette affection en se basant sur les phénomènes les plus extérieurs qu'elle fait manifester. Georget croit que l'asthme consiste dans une irritation cérébrale déterminant la convulsion des muscles inspirateurs. (Voyez : Compendium de médecine pratique.) Germain Sée dit aussi, lui : « La dyspnée périodique résulte d'une contraction tétaniforme ordinairement reflexe des muscles inspirateurs et surtout du diaphragme. »

Il y a toujours exsudation des bronches, mais à des degrés bien différents, cependant la secrétion peut être telle que quelques auteurs ont, dans cette circonstance, décrit à part une nouvelle forme de la maladie sous le nom d'asthme catarrhal. L'asthme provoque toujours le développement supplémentaire des vésicules pulmonaires ; cet emphysème peut devenir permanent et alors la gêne passagèrement intermittente apportée par les accès aux fonctions respiratoires, peut devenir constante. C'est alors que le cœur devient malade, la circulation se faisant mal dans les capillaires ou poumons. Le ventricule droit est contraint à donner une plus grande force de travail compensateur, de là hypertrophie et dilatation du cœur. Considéré à ce triple point de vue l'asthme est une maladie franchement déterminée, indépendante des maladies où troubles organiques qui l'accompagnent mais qui ne la causent jamais.

L'asthme est une des maladies qui souleva le plus de discussions dans le corps médical, une de celles que l'on connaissait le moins avant ces dernières années et les belles expérience des Longet, Claude Bernard, Müller, Flourens, Schiff, etc... Et cependant les médecins de tous les temps ont essayé de lui assigner une cause, une place, une méthode radicalement curative. Les anciens, à la suite de Galien, localisaient la cause de l'asthme dans les viscères (tubercules du poumon, humeurs épaissies). « Celse, Aretie les faisaient provenir de l'étroitesse des parties qui servent à la respiration. Avicesne, les arabistes, Lemert, Hoffmann, Zeccius, Rivière, lui ont assigné des causes plus ou moins hypothétiques... » (*Compendium.*)

Villis, dans sa pathologie du cerveau, faisait dépendre l'asthme d'une affection du poumon, d'une simple affection convulsive des nerfs, d'une contraction spasmodique des bronches. Cette théorie a été la base de la division de l'asthme en symptomatique et essentiel.

Si l'on admet la définition de Germain Sée, cette division n'a pas raison d'être. « Qu'on vienne, en effet, à supprimer l'une de ses deux conditions fondamentales, la dyspnée tétaniforme ou l'exsudat muqueux, la maladie se confondra avec le phénomène et ne sera plus désormais qu'un symptôme, soit d'une affection des bronches ou des poumons, soit d'une lésion du cœur ou de l'aorte. »

En 1761, Floyer fit paraître un *Traité* de l'asthme qui est une patiente compilation de tout ce qui avait été dit et écrit à ce sujet. En 1818, dans le nouveau journal de médecine, *Rostan soutint que l'asthme était toujours le symptôme d'une affection organique du cœur et des gros vaisseaux.* Begin se montre partisan de l'asthme essentiel. En 1828, Bouillaud soutint sur ce sujet sa thèse d'agrégation. *(Suntne asthma et angina pectoris symptomatica ? Suntne essentiala.)* Lestié, Nonat et Bouis traitèrent la même question.

Le physiologiste Georges rapportait les troubles qui constituent cette maladie à un trouble primitif central, à une irritation du cerveau.

Presque toujours l'asthme débute sans signes précurseurs, par un accès de dyspnée que n'accompagne aucune fièvre ; cependant, quand la maladie est ancienne il y a quelquefois des avertissements de l'accès, mais le premier est brusque.

Pour décrire les phénomènes de l'accès, il est nécessaire de suivre l'ordre physiologique adopté par les auteurs du jour et principalement par le savant auteur de l'article *Asthme ;* dans le nouveau dictionnaire, nous décrirons donc : 1° les troubles respiratoires ; 2° les modifications de la circulation et de la secrétion ; 3° les accidents digestifs ; 4° les symptômes nerveux.

Les accès surviennent le plus souvent de dix heures du soir à deux heures du matin, entre deux et six heures suivant Beau. Quelquefois le malade a dormi plusieurs heures tranquillement quand il se sent réveillé par une gêne de la respiration.

Cet état dure pendant quelques minutes puis la sensation d'oppression augmente d'intensité. Alors le malade a *soif d'air*, il réunit toutes ses forces pour satisfaire ce besoin, il réclame de l'air, fait ouvrir les fenêtres, il met en jeu tous les muscles inspirateurs, et pour cela il saisit les objets qui l'environnent et lui font un point d'appui, il contracte le diaphragme, les muscles intercostaux, ceux de l'omoplate, des lombes et de la région cervicale pour élargir la cavité thoracique. Ordinairement, il se tient assis, la tête fixe et anxieuse, le visage est pâle et livide, cyanosé si l'accès dure trop longtemps. Malgré le déplacement d'énergie qu'il impose à ses membres, les inspirations du patient sont brusques, entrecoupées, courtes, interrompues, ce qui l'oblige à les renouveler plus souvent. Il recherche l'air froid, plus l'air est froid et plus il se sent soulagé, le froid activant l'impression de l'oxygène sur les nerfs respiratoires.

L'inspiration est douloureuse, l'expiration ne l'est presque pas, elle est sifflante ou ronflante, elle se prolonge pendant un temps relativement fort long. La durée totale pouvant dépasser jusqu'à quatre ou cinq fois celle de l'inspiration. Cette expiration est caractéristique de l'asthme. Jamais, dans aucune autre dyspnée, elle n'atteint une telle étendue, un autre caractère de l'expiration asthmatique noté par Sée et Salter est propre à cette seule affection. C'est la brutalité avec laquelle s'est expiré l'air contenu dans les poumons après le ralentissement si marqué du mouvement respiratoire.

Franck a relevé une particularité curieuse à propos de la saillie des yeux pendant les accès.

Il prétend que cette saillie que l'on remarque par le temps des accès chez les individus qui, depuis longtemps, sont asthmatiques « devient, quand elle n'est pas congénitale, un signe qui peut servir, ainsi que l'état variqueux des veines labiales, à faire soupçonner l'asthme. »

Dans la dypsnée asthmatique la poitrine paraît comme fixée, ce qui n'a lieu dans aucune autre dyspnée ; le diaphragme, s'abaissant dans les efforts que fait le malade pour vaincre l'immobilité de la poitrine, produit un soulèvement de l'abdomen, de là cette sensation de grande oppression ou de plénitude *vers le creux* de l'estomac qu'accusent presque tous les malades.

Très-souvent pendant le cours de l'accès il existe par suite de la dyspnée un emphysème facile à constater par les moyens ordinaires d'investigation. Mais, lors même qu'il n'y a pas d'emphysème, le thorax présente une dilatation.

Le thorax devient anormalement sonore grâce à la présence de l'air en excès dans les vésicules pulmonaires.

Pendant l'accès il y a affaiblissement du murmure respiratoire ; les râles sibilants et ronflants se transforment bientôt en rhonchus humides qui prouvent l'existence d'un liquide, le râle devient bullaire quand il y a ramollissement de l'exsudat.

Au milieu de ces phénomènes apparaît une toux fréquente, petite, rude au commencement. Quand elle apparaît on peut affirmer que l'accès ne durera plus longtemps.

Cette toux n'est jamais accompagnée d'expectoration au commencement. La matière expectorée est divisée en petits fragments d'une consistance très-marquée. Quelquefois, par déplacement de l'exsudat, l'accès se termine sans expectoration, mais l'exsudat accumulé est rejeté plus tard au dehors, de telle sorte qu'il ne paraît plus avoir aucun rapport de cause à effet avec la fin de l'accès. (Beau, G. Sée.)

L'accès est quelquefois annoncé chez certains malades par un gonflement de l'estomac avec eructation, par des urines pâles, de la constipation, par des picotements dans le pharynx et les narines, par un changement des secrétions buccales produisant un goût particulier.

La circulation est peu dérangée, le pouls est petit pendant l'accès, mais reprend aussitôt après son volume naturel. Les extrémités sont froides, la peau se couvre de sueurs. Si le malade vomit, c'est un liquide bilieux mélangé quelquefois aux aliments que conservait encore l'estomac. Les urines, pâles au début, deviennent troubles et sédimenteuses quand l'accès est terminé.

La première phase de l'accès dure de quelques minutes jusqu'à une heure; le paroxysme environ une heure ou deux; la période de déclin à peu près le même temps, mais on a remarqué que, quand l'accès avait eu lieu pendant la nuit, l'oppression continuait jusqu'à ce qu'il fît grand jour.

Tous les accès ne suivent pas cette marche. Sous l'influence d'une médication violente ou préventive, sans même aucune cause appréciable l'accès peut avorter. Jamais, tant que la maladie n'a pas donné lieu à de graves complications, l'accès ne peut faire redouter la mort pour le patient, quel que soit son vultus, quelle que puisse être grande la dyspnée.

Si l'accès doit revenir la nuit suivante (ce qui a lieu le plus souvent, quelquefois même jusqu'à cinq nuits consécutives), le malade conserve pendant toute la journée un sentiment de malaise. Il se plaint d'avoir la poitrine serrée, l'épigastre est gonflé, ses inspirations sont difficiles. Le retour des accès n'est soumis à aucune règle. Chez certains malades, il observe une périodicité régulière. Les accès reparaissent tous les mois ou plus rarement, une fois par an mêmé, et souvent entre deux accès il s'écoule plusieurs années.

A la suite de nombreux accès arrivant à de courts intervalles pendant lesquels la période de paroxysme a duré longtemps, les fibres musculaires des bronches peuvent s'hypertrophier (Salter). Cette opinion n'a pas été admise par tous ceux qui ont étudié la question; il est certain cependant que les tissus des bronches sont soumis à des désordres inflammatoires en relation directe de gravité avec la fréquence et l'intensité des accès. L'emphysème survient presque toujours, surtout dans les asthmes affectant la forme catarrhale; on l'observe cependant dans l'asthme sec.

La circulation à travers les capillaires est gênée, enrayée; alors ils se dilatent et le cœur droit se distend. Cet état ne lui permet pas de se contracter facilement ni complètement, le cœur gauche est insuffisamment rempli. Si les accès ne se répètent pas trop souvent, ces troubles de la circulation disparaissant avec l'accès, et l'oxygénation se faisant quand même pendant ce temps-là, on n'observe pas de changement organique ou physiologique persistant; au contraire, si les accès sont trop rapprochés.

L'abondance de l'exsudation bronchique et l'oblitération des petites bronches donnent lieu parfois à une broncho-pneumonie.

Quand la maladie est ancienne, la peau est violacée

par traînées ; si la dyspnée est persistante, le visage est cyanosé, la poitrine est déformée.

L'asthme paraît être souvent une maladie héréditaire, les hommes y sont plus sujets que les femmes ; chez les vieillards, il y a autant de malades des deux sexes. Les individus d'un tempérament nerveux y paraissent plus spécialement disposés, surtout chez ceux qui se sont livrés aux excès de toutes sortes. Chez les vieillards, une nourriture trop forte, l'habitude des vins trop généreux pris en quantité plus que suffisante les prédispose à cette affection. Parmi les causes prédisposantes de l'asthme, il ne faut pas oublier les peines morales. Sous leur influence, on voit survenir des accès chez des gens qui paraissaient devoir rester toujours bien portants, et les accès atteindre le maximum d'intensité et de fréquence chez ceux qui étaient déjà, mais peu gravement, atteints par ce mal.

On peut regarder aussi comme une des grandes causes prédisposantes l'exercice des professions obligeant à faire de grands efforts souvent répétés, exigeant surtout une respiration violente au milieu de poussières minérales ou végétales ; la poudre d'ipécacuanha tient, par les accidents qu'elle a causés, le premier rang parmi ces dernières. Cullen, Gintrac, Goffres, Trousseau racontent des faits à l'appui de cette assertion ; les poussières du foin et ses émanations causent des accès que l'on a nommés : *Asthma-hay*, asthme de la fenaison ou catarrhe d'été. Cet asthme est rare en France, plus fréquent en Angleterre. Dechambre n'admet pas dans le catarrhe d'été l'influence pernicieuse des poussières végétales ; il attribue cette affection aux premières chaleurs de l'été. En tous cas, les accès et leur retour coïncident avec la floraison des foins. Les poussières d'avoine, de riz, de la drèche sont très-dangereuses.

Toutes les odeurs fortes peuvent provoquer les accès et beaucoup de malades ne peuvent supporter certaines fleurs, telles que le lis, le magnolia, l'héliotrope, etc.

L'odeur des lits mal aérés, composés de matelas formés de laine mal dégraissée ou de plumes mitées, le séjour au milieu des vieilles fourrures, surtout celles qui ont été conservées avec des poudres minérales, provoquent les accès d'asthme. Il en est de même des gaz, des produits de combustion, du charbon, de l'huile, de la graisse, des vapeurs sulfureuses.

Habiter près de la mer ou sur un lieu élevé est un danger pour les asthmatiques, qui presque toujours préfèrent habiter les plaines, « où l'air est stagnant. » Les malades, en effet, ressentent facilement les changements atmosphériques et climatériques ; il en est même qui sont arrivés à ce point de vue à une sensibilité extrême. Le docteur Guépin, de Nantes, se plaisait à citer une dame de cette ville qu'il appelait son thermo-baromètre.

Quand l'asthme est accompagné des symptômes du catarrhe, les accès sont plus fréquents l'hiver que l'été. « Presque toujours, l'obscurité a une fâcheuse influence sur les asthmatiques, et la lumière, même artificielle, les soulage naturellement (Tardieu, *Manuel de pathologie*). « L'action des aliments n'est pas moins importante dans la production des attaques d'asthme. Ceux qui sont indigestes et particulièrement les légumes qui développent une grande quantité de gaz dans l'estomac (Floyer) ont surtout une influence très-manifestement nuisible ; mais, à cet égard, il faut bien tenir compte des dispositions individuelles. On peut dire, en général, que l'ingestion des boissons alcooliques, même sans excès, et des boissons excitantes, telles que le café, ramène presque nécessairement les accès d'asthme. » (Tardieu.)

Quand le malade habite un climat dans lequel les variations de température sont brusques, l'asthme se développe avec plus de violence. Le froid, joint à l'humidité, produit le plus d'accidents.

Les dyspepsies, l'état tympanique, les indigestions, la constipation provoquent les accès. On a remarqué que chez les femmes les accès coïncidaient souvent avec les troubles physiologiques des organes génitaux'. Le froid, surtout respiré, produit les mêmes effets, mais d'une façon reflexe. Les anémiques et chloro anémiques souffrent souvent d'une dyspepsie fort gênante, que quelques auteurs ont décrit sous le nom d'asthme anémique; d'autres, comme Germain Sée, ne partagent pas cette opinion et ne voient pas, dans la dyspnée des anémiques et chlorotiques un asthme vrai. Quelques observations de Schultz et de Hoffman indiquent que la suppression des flux hémorrhargiques (hémorrhoïdes..., des sécrétions..., leucorrhées...) est une cause de l'asthme ou du moins de la fréquence et de la violence des accès. Quelquefois cependant, à l'époque des règles, des femmes ont vu de violents accès d'asthme cesser subitement.

Un de nos amis, médecin aux ambulances de l'armée de la Loire, à la suite du corps d'armée du général Chanzy, nous a raconté avoir soigné un jeune lieutenant d'état-major, qui ne souffrait de dyspnée que quand il avait le flux hémorrhoïdal, ce flux ayant lieu d'une façon régulière; on réussit à le guérir en prévenant les accès.

Un soldat de la prévôté, au camp de Conlie, était sujet à la même infirmité. Quand les hémorrhoïdes devenaient apparentes, il avait une suffocation affreuse. Dès qu'elles étaient rentrées, soit naturellement soit par un traitement, ce soldat ne souffrait plus et pouvait reprendre son service. Ces deux faits ont été soumis à M. le docteur Laforgue, médecin en chef du corps d'armée du Cotentin, qui a dû en faire une étude spéciale.

Des cas semblables ne sont pas rares chez les femmes, et tout dernièrement un spécialiste nous faisait remarquer, avec preuves à l'appui, que chez les jeunes filles dont les parents étaient asthmatiques, il y avait, à l'époque des règles, un trouble respiratoire très-appréciable. Ce trouble était d'autant plus fort que le sujet était plus anémique et que les jeunes filles étaient plus avancées en âge et surtout quand les règles étaient difficiles.

Ce trouble respiratoire était fréquent aussi chez les femmes qui avaient eu une mauvaise couche à la suite de laquelle elles avaient souffert longtemps d'une inflammation de la matrice. Chez celles-ci, ce moment semblait être celui de la manifestation franche de l'asthme, mais les accidents causés par la maladie étaient toujours en raison directe de la gravité et de l'ancienneté de l'état anémique du malade.

La même remarque a été faite, mais moins souvent pour les femmes hystériques, les troubles respiratoires pouvant se confondre avec les accidents si complexes de cette maladie.

Bouillaud a le premier signalé l'asthme dartreux. Duclos, de Tours, se basant sur quelques observations de cet asthme et sur les opinions de Trousseau,

qui prétendait *que l'asthme était une névrose diathési-
que*, ce qui veut dire que toujours cette affection es t
liée à une disposition générale qui donne lieu à des
manifestations morbides locales de même nature,
Duclos a cherché à établir que tous les asthmatiques
étaient des herpétiques, et alors l'asthme serait une
maladie constituée par une des manifestations herpétiques quelconque localisée sur les bronches.

Il en est de même des diathèses goutteuses et rhu-
matismales; mais les rhumatisants ont presque toujours une affection spéciale du cœur, qu'il est bien
difficile d'attribuer à l'asthme ou au rhumatisme.

Il faut remarquer que bon nombr e d'asthmatiques
ont des affections de la peau, beaucoup ont du pithy-
riasis, qui disparaît ou diminue quand on soigne les
manifestations de l'asthme en même temps que l'état
général.

On désigne encore sous le nom d'asthmes *métalliques* les dyspnées dues à l'empoisonnement des cen-
tres nerveux. Cette dyspnée n'est pas un asthme; elle
disparaît quand les poisons métalliques sont éli-
minés.

L'emphysème consiste dans la dilatation des vésicules pulmonaires. Il siége le plus souvent aux bords
antérieurs et aux sommets des poumons. Quelquefois,
au lieu d'être dû à la dilatation des vésicules, l'em-

physème provient de la déchirure des cloisons inter-alvéolaires.

« L'asthme comprend deux éléments qui peuvent jouer un rôle dans la production de l'emphysème ; c'est l'élément nerveux et l'élément catarrhal ou mécanique. A une période plus avancée, on pourrait invoquer l'altération du cœur, et, chez les vieillards, l'atrophie des cellules pulmonaires, qu'on retrouve si souvent dans la pathogénie de cette lésion. »

« Pendant l'accès, l'asthme produit un emphysème transitoire et souvent entraîne la formation d'un emphysème vésiculaire ou interlobulaire, qui persiste dans l'intervalle des accès et même des attaques. Les signes qui caractérisent cette lésion sont loin d'être fixés définitivement. »

L'asthme ne peut se confondre qu'avec un petit nombre de maladies, cependant on l'a confondu avec des dyspnées intermittentes nerveuses, paralytiques ou spasmodiques, des dyspnées organiques laryngées et pulmonaires, bronchiques et cardiaques.

Le brevet de vie que s'octroyent les malades atteints de l'asthme est un peu gratuit, bien que l'exemple de nombreux asthmatiques vivant près de cent ans malgré leur maladie semble donner du poids à cette assertion consolante.

Pendant un accès d'asthme simple, le malade ne succombe jamais ; donc, tant que le mal conserve cette forme, il n'est qu'une grave incommodité mais non un danger immédiat. Plus tard, quand il y a concomitance de lésions organiques, l'heureux pronostic populaire risque bien de recevoir un démenti.

Souvent on a pris pour de l'asthme des dyspnées causées par des maladies du cœur, des dilatations anévrysmales de l'aorte et par l'emphysème pulmonaire primitif, maladies qui n'ont de ressemblance avec l'asthme que par ce symptôme.

C'est probablement pour la même cause, à la suite des mêmes erreurs, que l'on a attribué à l'asthme la fin tragique de quelques malades qui étaient affectés de maladies organiques avant d'avoir eu de la dyspnée.

Les lésions anatomiques de l'asthme ne sont ni constantes ni caractéristiques. L'emphysème est dû aux efforts d'aspiration que nécessite cette maladie ; les poumons sont plus élastiques, et tendent à faire saillie à l'extérieur, leur poids a augmenté, la couleur est plus blanche qu'à l'état normal ils « résistent à l'instrument tranchant. » Souvent les cloisons intervésiculaires sont déchirées, le tissu propre est épaissi, l'emphysème intervésiculaire ; quelquefois la plèvre est remplie d'air.

La muqueuse bronchique est violacée, rougeâtre, le calibre des bronches est souvent diminué ou obstrué par des mucosités épaisses.

Le cœur droit est souvent dilaté, les valvules sont ordinairement athéromateuses chez les anciens asthmatiques, quand la mort a eu lieu, on trouve dans les organes, tous les changements ordinaires amenés par l'asphyxie.

Les nerfs diaphragmatiques et pulmonaires présentent quelques lésions.

MM. Pidoux et Gueneau de Mussy, ont fait remarquer qu'il existe un antagonisme entre les manifestations de l'asthme et celles de la tuberculisation pulmonaire et réciproquement, circonstance importante au point de vue du pronostic.

Il serait trop long de citer, même le nom de tous les médicaments que l'on a préconisés contre l'asthme. Quelques-uns ont eu leurs heures de célébrité, mais il en est des médicaments comme des modes, ils ne font que passer ; ce qui prouve que ces médicaments ne rendaient pas d'immenses services. Nous ne pouvons cependant pas, ne pas nommer : le *datura*, les *vapeurs ammoniacales*, la teinture de *Lobélie enffié*, les vapeurs de *nitrate de potasse*, de *chloroforme*, l'*iodure* et le *bromure de potassium*, les eaux de *Cauterets*, du Mont-Dore.

Tous ces moyens d'amélioration de l'asthme, ne réussissent que peu ou pas, et chaque jour la pharmacie se voit enrichie d'un nouveau produit, destiné à faire respirer les dyspneïques. Nous n'avons pas l'intention de prétendre que toutes ces préparations ne valent rien. Pourquoi cependant y a-t-il encore tant d'asthmatiques?

TRAITEMENT

Le traitement inauguré par Mme Pau présente certaines difficultés dans son application, pour qu'il soit efficace, il faut qu'il soit fait sous la surveillance d'une personne exercée.

Nous ne voulons pas nous étendre sur cette méthode de traitement que nous désirons appliquer nous-mêmes, disons cependant qu'il est tout simplement rationnel et que son action curative se fait presque immédiatement sentir. Nous allons, sous peu, le mettre en pratique dans plusieurs hôpitaux. Nous espérons que nos confrères voudront bien constater ce que nous ne craignons pas d'appeler nos succès.

Nous n'avons pas l'outrecuidance de prétendre que nous guérissons toujours, nous soulageons toujours, c'est vrai, mais il y a des cas que nous ne pouvons radicalement guérir.

Et que l'on ne prenne pas cette confession pour une échappatoire, nous n'avons jamais entrepris un traitement sans prévenir nos malades des chances que nous avions pour combattre ou faire disparaître leur maladie.

En 1875, un essai de l'application de notre traitement fut fait sous les auspices d'un de nos confrères, dans une clinique (dispensaire) établie par nos soins, faubourg Saint-Honoré. Là encore, nous obtînmes les mêmes succès que ceux dont il est fait mention dans la brochure publiée en 1875 et que celle-ci remplace.

Les quelques observations que j'ai empruntées à la brochure de Mme Pau et qui sont reproduites dans ce court exposé sont également suivies et augmentées de celles faites par mon savant confrères, le docteur P..., à la clinique de 1875, puis enfin, par celles qu'il m'a été donné de faire moi-même.

Cependant, malgré les succès obtenus, il ne fallait pas conclure que le traitement pouvait être vulgarisé d'une façon immédiate. L'expérience que son application nécessite, aux points de vue physiologique et pathologique des malades à traiter ayant trait à l'application elle-même, en rend presque impossible l'exécution. Ce serait donc compromettre à jamais un moyen de guérison offert spécialement à la science, libre dispensatrice de ses bienfaits, que le donner d'une façon au moins incomplète.

La vulgarisation de son traitement curatif de l'asthme et du catarrhe si ardemment désirée par Mme Pau se trouve donc immédiatement surbordonnée aux exigences d'une application difficile.

Dès aujourd'hui, dans différents hôpitaux, maisons de santé et cliniques, ce traitement est mis en pratique sous ma direction. De cette façon, le manque d'expérience, si funeste dans la pratique, sera évité ; et les résultats à attendre ne seront entravés par aucune inhabilité toujours préjudiciable.

Il est arrivé que certains malades éloignés eurent recours à nous pour suivre le traitement par correspondance.

Cédant aux sollicitations bien naturelles des

affligés dans l'impossibilité d'accomplir un voyage qu'on leur conseillait toujours, nous avons accepté quelquefois de traiter ainsi ; mais on peut ajouter que ce ne fut jamais sans protester à l'avance du peu de confiance que nous avons dans ce genre de traitement. Cependant, il réussit dans ce cas ; mais, à de rares exceptions près, il n'obtint guère que le minimum de ce qu'on était en droit d'attendre.

Telles sont, avec les observations faites pendant le long exercice du traitement, par Mme Pau, les considérations qui m'ont contraint à ne point faire ici un détail, toujours incomplet, et qui compromettrait un avenir qui n'appartient qu'à la science.

Puis, ainsi que nous l'avons dit au commencement de cet opuscule, le traitement ne s'applique pas indifféremment aux nombreuses sortes d'asthmes.

Il nous faudrait résumer ici le fruit de quinze années de constantes observations pour donner un aperçu de notre traitement. Nous reculons devant ce travail, jusqu'à sa complète vulgarisation, c'est-à-dire, jusqu'à ce qu'il soit définitivement accepté et mis en pratique par tous.

Nous continuerons donc à l'appliquer nous-mêmes, ou à le voir appliquer sous notre surveillance.

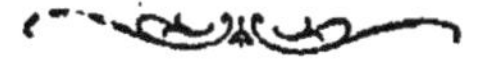

OBSERVATIONS

Il nous serait facile de remplir plusieurs volumes des observations que nous avons enregistrées, tant dans le cabinet de Mme Pau que dans le nôtre, depuis qu'elle nous a mis à même de rendre service aux malades; mais ce recueil, étendu outre mesure, fatiguerait le lecteur sans l'instruire davantage. Nous relatons seulement les faits les plus frappants, ne voulant pas, autant que possible, encombrer d'observations déjà livrées au public, un opuscule qui n'a pas spécialement pour but de préconiser un système connu déjà depuis tant d'années. Les malades pourront comparer leur état avec ceux des personnes qui se sont soumises à notre traitement et, en lisant ces observations, établir eux-mêmes leur diagnostic par la comparaison.

Avant de lire ces observations, le malade devra

bien se convaincre de cette vérité : Toutes les dyspnées ne sont pas des asthmes et, si nous pouvons guérir des asthmes, nous n'avons jamais eu l'intention de prétendre guérir des affections organiques, quoique cependant, sous l'influence de notre traitement, la dyspnée, même dans ces derniers cas, disparaît ou diminue.

Ces observations sont exactes et faites de bonne foi. Dans une brochure publiée en 1873, nous donnions les noms et l'adresse de ceux dont nous relations la guérison. Plusieurs, recevant de trop nombreuses lettres leur demandant des renseignements sur notre procédé, nous ont prié de les désigner seulement par une initiale dans cette nouvelle brochure. Nous accédons à leur demande et nous étendons la mesure même à ceux qui ne nous ont pas priés de le faire.

OBSERVATIONS DE Mme PAU

I. — D'après le désir exprimé par M. le Préfet de Tours, M. le docteur D... confia à mes soins la sœur O..., de Tours (Indre-et-Loire).

La malade est âgée de vingt-quatre ans. — Il faut noter cette importante particularité que l'asthme est héréditaire dans sa famille. — Les premières atteintes du mal datent de dix ans.

La malade se présente à mon examen le 24 octobre 1860, et je constate les symptômes suivants : constriction de la poitrine, dyspnée permanente, prostration des forces, toux douloureuse, expectoration filante, ballonnement du ventre, marche pénible. Elle ne pouvait se livrer à aucun travail; elle me dit qu'à des époques indéterminées elle était obligée de garder le lit, en proie à de fortes crises de suffocation, qui, à son grand effroi, devenaient de plus en plus fréquentes.

Après quinze jours de traitement, la malade

n'éprouve plus d'étouffements, elle peut partager les travaux de ses compagnes, marcher, monter les escaliers sans en éprouver de malaise. Au vingtième jour, heureuse d'avoir été si vite rendue à la santé, elle voulut éprouver ses forces et se livra à un travail pénible. Elle faillit payer cher son imprudence : deux jours après, l'oppression reparaît, le matin et le soir, la tête est chaude et douloureuse, les mains sont froides; elle redoute un nouvel accès, qui, heureusement, ne vient pas. Les accidents se dissipent petit à petit, et la malade reprend son train de vie habituel.

Le 20 novembre : toux violente, un peu de fièvre, difficulté de la respiration, mais point d'accès. La guérison fut complète et radicale et dura dix-sept mois.

Après ce laps de temps, la sœur O..., au milieu de la santé la plus florissante, fut soudain prise d'accès de dyspnée. J'appliquai de nouveau le traitement pendant quatre jours, et tous les symptômes d'asthme disparurent comme par enchantement.

Depuis cette époque, sœur O... jouit d'une parfaite santé, ses fonctions sont régulières, son appétit excellent; elle prend de l'embonpoint, et il ne lui reste plus de ses terribles accidents qu'un douloureux souvenir.

—

II. — Sur l'invitation des sœurs du bureau de bienfaisance de Tours, je visitai Mme D... rue du Calvaire, à Saint-Symphorien. La malade est âgée de soixante et un ans; sa respiration est en tout temps pénible et très-bruyante; ses accès de suffocation ne lui laissent que des intervalles de temps fort courts. Elle passe la nuit au seuil de sa porte, effrayant par ses cris désespérés les passants et les voisins. Elle a eu des toux violentes, mais, depuis deux ans, elle ne tousse plus : à la percussion, sa poitrine rend un son tympanique; sa maigreur est squelettique, son abattement extrême.

Je commençai le 16 novembre l'application de mon traitement. Le 18, la malade a pu se coucher dans son lit et dormir paisiblemeut de neuf heures à midi; puis, après un moment d'interruption, jusqu'à sept heures du matin.

Dans la journée, elle a pu se livrer aux soins

de son ménage sans trop de fatigue. Le 20, amélioration progressive; les nuits continuent à être bonnes et les accès de suffocation n'ont pas reparu. Le 25, Mme D... est venue chez moi; elle a fait deux kilomètres à pied sans éprouver de fatigue ni de malaise.

La respiration est libre et la santé générale se fortifie. Le 1er décembre, malgré le froid, elle est venue en ville pour remercier celles qui m'avaient envoyé la secourir.

J'ai revu Mme D... cinq mois plus tard, elle jouissait d'une parfaite santé et elle me paraît complétement guérie.

—

III. — M. Jean M..., âgé de 48 ans, ancien meunier, demeurant à Tours, quai Saint-Symphorien, a eu les premiers accès d'asthme en 1846. Les crises se déclaraient avec une intermittence remarquable par sa régularité, — tous les huit jours, à minuit, — et se prolongeaient souvent pendant deux ou trois jours, avec un caractère d'intensité variable. Dans le paroxysme du mal, sa poitrine exhalait d'horribles râlements. Les douleurs qu'il éprouvait étaient si aiguës qu'il se serait fait sauter la cervelle, si la vigilante sollicitude de sa femme n'eût fait avorter à plusieurs reprises ce fatal dessein.

M... avait, sans résultat appréciable, suivi plusieurs traitements, et il ne conservait pas l'espoir de guérir, lorsque le hasard le mit en rapport avec moi.

Dès la première application de mon traitement, le malade a éprouvé une amélioration sensible, et la crise périodique qu'il attendait n'est pas venue.

J'ai continué mon traitement pendant dix jours encore, après lesquels tous les symptômes de l'asthme se sont dissipés complétement.

J'ai revu M. M... quelques mois après et je l'ai trouvé complétement guéri.

—

IV. — M. A..., maître armurier au 1ᵉʳ régiment de ligne, âgé de quarante-cinq ans, est venu me consulter à Tours le 1ᵉʳ décembre 1861; il venait de Limoges et n'avait que quelques jours de congé. Je voulus bien consentir, malgré le peu de temps qu'il pouvait me consacrer, à faire sur lui l'application de mon traitement.

M. A... comptait plusieurs atshmatiques dans sa famille. Le mal avait fait explosion après une dyssenterie suivie de bronchite intense. Les premiers accidents dataient de quinze ans, et ils étaient caractérisés par une violente suffocation et une expectoration trés-abondante. Les accès avaient lieu la nuit; pendant les huit jours qu'ils duraient, le malade ne pouvait se tenir couché.

A l'expiration de son congé, M. A... put retourner à Limoges parfaitement guéri. Il m'a écrit un an après et m'a donné sur sa santé les plus satisfaisantes nouvelles.

En 1869, j'ai soigné avec grand succès une dame des Batignolles, qui me fut envoyée par un ami de M. A... J'appris alors que la santé de ce dernier était parfaite.

—

V. — Sœur S... de Tours, âgée de 53 ans, constitution robuste, nervoso-sanguine, depuis dix-huit ans, elle souffrait d'un asthme et de douleurs cardiaques, il lui était impossible de marcher ni de travailler, une toux affreuse l'empêchait de reposer pendant la nuit.

Si elle s'endormait, elle était poursuivie par d'affreux cauchemars, elle secrétait abondamment de la sueur, son ventre était flatulent, surtout pendant la digestion.

Dès le premier jour de traitement, elle peut dormir, même en se tournant du côté gauche. Pendant cinq jours, le traitement eut le meilleur résultat, mais, à cette époque, elle fit une imprudence et il fallut continuer le traitement pendant quelques jours. La dyspnée, survenue dans le courant du traitement, disparut lentement, mais gênait peu la sœur S... Au bout de quelques jours, je constatai qu'elle était guérie.

Des nouvelles que j'eus plusieurs années après, m'apprirent que cette sœur n'avait plus subi les atteintes d'aucun accès d'asthme.

—

VI. — M. J..., cordonnier, est âgé de quarante et un ans. — Les premiers symptômes de l'asthme se sont manifestés chez lui dès l'âge de onze ans, mais les accès ne se sont régularisés que longtemps après. Quand il est venu me consulter, ses accès avaient lieu la nuit et duraient deux ou trois jours, la toux et les crachats étaient rares, la respiration était difficile et la dyspnée était très-intense. Après l'application de mon traitement, les symptômes asthmatiques avaient complétement disparu ; sa respiration était encore un peu difficile, mais ce dernier phénomène ne résista pas à deux applications de mon traitement.

—

VII.—Le 13 décembre 1861, M. M..., âgé de vingt-quatre ans, se confia à mes soins ; il avait beaucoup maigri depuis quelque temps ; il était toujours en transpiration et sa faiblesse était extrême ; ses crises étaient longues et fréquentes ; son médecin l'avait envoyé aux eaux de Cauterets, et il s'était trouvé soulagé du traitement thermal ; mais, de retour chez lui, les accidents avaient reparu avec la même intensité.

L'effet de ma médication a été immédiat ; après neuf jours de traitement, il est parti entièrement guéri.

—

VIII. — M. F..., âgé de quarante-trois ans, habitant le département du Nord, avait joui d'une excellente santé jusqu'à l'âge de seize ans; à cette époque, il fut atteint d'une fluxion de poitrine. A vingt-et-un ans, nouvelle fluxion de poitrine. Quelque temps après, il éprouva des accès de suffocation se reproduisant à des intervalles de un ou plusieurs mois. Le mal faisant des progrès, la dyspnée devint permanente.

J'ai, dans le premier examen du malade, constaté à la région épigastrique un battement isochrone avec celui des artères radiales. Cependant une recherche plus approfondie n'a pu me faire découvrir une affection concomitante du cœur. Absence de douleur du côté gauche, point de palpitations, point d'œdème aux membres. Le ventre est tendu, l'estomac douloureux. Les digestions sont pénibles.

Après quatre jours de traitement, l'amélioration est manifeste : les nuits sont bonnes, la dyspnée est supportable, les forces reviennent. Neuf jours après, tous les accidents avaient disparu.

—

IX. — M. R..., employé à l'usine métallurgique de Bourges, est âgé de trénte-six ans ; les premières atteintes du mal datent de cinq ans. On avait établi dans son bureau un calorifère qui y entretenait une chaleur très-élevée, et il contracta à partir de ce moment bronchite sur bronchite ; puis il fut pris d'une toux opiniâtre, suivie de dypsnée dont les accès revinrent à des intervalles de plus en plus rapprochés. Les crises durent généralement de sept à huit jours, pendant lesquels le malade ne peut goûter aucun sommeil. Le malade a remarqué que les accès étaient plus fréquents et plus douloureux d'avril en septembre, et que les temps humides les provoquaient fatalement.

A la première application du traitement, M. R... passe une bonne nuit. Quinze jours après, il retournait à Bourges entièrement guéri. Je peux affirmer que la santé de ce malade s'est maintenue, car à la date du 5 mars 1870, M. P..., demeurant à Dun-le-Roi, m'écrivait : « Je ne vous « cacherai pas que j'ai écrit à M. R..., qui m'a « confirmé votre assertion. Il vous est on ne peut « plus reconnaissant ; il dit que vous l'avez guéri « en une quinzaine et que depuis cette époque, « qui remonte à sept ans, il n'éprouve plus rien. »

M. P...; qui est venu, lui aussi, se confier à
mes soins, a bien voulu me communiquer la lettre
de M. R...; je la transcris ici pour l'édification
des malades:

MONSIEUR,

« Absent depuis deux jours, je n'ai pu prendre connaissance de votre lettre du 24 que ce matin, et je
m'empresse d'y répondre.

« D'après les détails que vous me faites, du malaise
que vous éprouvez, je crois bien que ma maladie était
la même que la vôtre; c'était chez moi des bronchites
continuelles qui ont été amenées par deux fluxions
de poitrine successives qui ont déterminé un fort
commencement d'asthme, qui me donnait des étouffements insoutenables et qui m'anéantissait complètement. Pendant quatre ans j'ai essayé, sans aucun
succès, tous les remèdes imaginables, et j'en étais
arrivé à un point de malaise tel que, pendant des
crises qui duraient des mois entiers, je ne pouvais
plus souffrir personne autour de moi, pas même ma
famille; et c'est arrivé à ce point de maladie que j'ai
fait le voyage de Tours, où Mme Pau habitait alors,
et après quinze jours de traitement passés chez elle,
j'ai été guéri comme par enchantement, et depuis sept
ans que cela a eu lieu, j'ai mené une vie très-active,
dont j'étais incapable avant, et jamais je n'ai éprouvé

la moindre rechute ni le plus petit malaise, et j'attribue ma guérison à Mme Pau seule.

« Voilà, Monsieur, les renseignements que je puis vous fournir, en désirant beaucoup qu'ils puissent aider à votre guérison.

« Agréez, etc.

« Signé : R...,

« Rue de Paris, 12, à Cosne (Nièvre). »

—

X. — Mme M..., trente-trois ans, est atteinte d'un asthme. Chez elle, les accidents héréditaires sont évidents, et, dès son enfance, on l'avait surnommée la *poussive*. Depuis trois ans, ses souffrances ont augmenté, et depuis qu'elle a accouché tout travail est devenu impossible. Les nuits sont affreuses ; elle tousse sans cesse. Les étouffements qu'elle éprouve sont calmés par une abondante expectoration qui se fait, à son gré, trop longtemps attendre. Mon traitement a amené chez cette malade une amélioration instantanée, et, après le douzième jour, la toux et la dyspnée avaient disparu.

—

XI. — M. le docteur Berger m'adressa le nommé Baptiste Ch..., ouvrier tanneur à Châteaurenault (Indre-et-Loire). Ce malade est âgé de soixante-trois ans ; ses accès datent de deux années. La respiration est pénible et bruyante, la toux d'une violence extrême et l'expectoration très-abondante. Les crises étaient continues et il ne se passait pas une seule nuit sans qu'il éprouvât des accès de suffocation. Ch... fut guéri en huit jours, et M. le docteur Berger m'a écrit pour m'annoncer que mon ancien malade jouissait d'une parfaite santé.

—

XII. — Le 28 novembre 1860, M. M..., âgé de soixante-trois ans, employé à l'Hôtel de Ville de Paris, est venu se confier à mes soins.

Ce malade, d'une forte constitution, d'un tempérament obèse, est asthmatique depuis trente ans. M. le docteur Borel a consigné son observation dans sa thèse inaugurale. Point de suffocation pendant l'immobilité complète, mais le moindre mouvement provoque la dyspnée. La respiration, pendant la marche, devient difficile, douloureuse et tellement bruyante qu'on croirait entendre un boulanger pétrissant du pain. Pendant la moitié de l'année, surtout à l'époque des mauvais temps, le malade passe des nuits affreuses ; peu ou point de sommeil. Vers deux ou trois heures du matin, l'oppression est si forte qu'il est obligé de se lever et de se cramponner à un meuble pour pouvoir respirer. M. M... ne peut ni s'habiller, ni se déshabiller lui-même.

Après la première application du traitement, le malade dit pouvoir respirer avec moins de peine ; il a pu scier un morceau de bois sans éprouver de suffocation ; sa physionomie a repris un peu de calme et de sérénité.

La nuit du 30 au 31 a été excellente. M. M... a pu dormir paisiblement.

Le 1er décembre, le malade peut s'habiller seul ; il est tout fier de ses progrès et est très-disposé à abuser un peu de ses forces nouvelles.

Le 2, violents maux de tête localisés à la partie occipitale, courbature.

Le 5, amélioration croissante. « Je me trouve bien heureux, me dit le pauvre malade, je puis monter dans ma chambre, me déshabiller sans le

secours de personne, et je dors comme un bien-
heureux, parfaitement allongé dans mon lit. »

Le 8, les accidents asthmatiques ont disparu,
M. M... dit que sa santé a gagné soixante pour
cent. Trouvant que sa voix a subi d'heureuses
modifications, il essaie de chanter et se trouve
tout content de pouvoir le faire. Il reste pendant
le jour un peu de dyspnée, que mon traitement
ne parvient pas à dissiper entièrement.

Pour moi, il n'est pas douteux que la persis-
tance de ce symptôme ne soit due à l'état d'obésité du sujet. Chez plusieurs malades de ce tempérament, j'ai eu le même résultat.

XIII. — Les deux malades dont je vais parler
m'ont été adressés par les bonnes sœurs de l'hôpital Necker, à Paris.

Les bonnes sœurs m'ont encore envoyé tout
récemment un jeune ouvrier peintre sortant de
l'hôpital. J'ai pu le débarrasser complètement de
son asthme et de son catarrhe.

Mme P..., 45 ans, tempérament nerveux, poitrine étroite. Son père n'était pas asthmatique,

mais il avait *l'haleine courte*. Dix-huit ans avant de venir me trouver, elle fut atteinte d'une violente bronchite qui ne guérit jamais ; elle a tous les symptômes de l'asthme ; elle crache beaucoup ; les crachats sont glaireux et filants. Avant les règles l'accès est plus pènible et il se calme pendant l'écoulement des menstrues ; elle a de l'emphysème ; elle a un point douloureux sur la région du cœur. Il y a quatre ans, Mme P... eut une fluxion de poitrine qui n'eut aucune influence sur la marche de la maladie.

Le traitement fut commencé le 9 octobre ; le 12, elle pouvait faire à pied une course relativement longue ; le 15, elle dînait en famille ; placée près d'un poèle trop chaud pendant le repas, elle eut un léger accès de suffocation ; il cesse du 18 au 23 pour recommencer à cette époque, mais avec moins d'intensité. Cette malade, malgré mon découragement, continua mon traitement, et le 18 novembre elle était guérie.—Un médecin que j'avais fait appeler constata une lésion organique du cœur. Je n'ai pas appris que depuis Mme P... ait éprouvé d'autres accès d'asthme.

XIV. — P..., qui m'est adressé, comme Mᵐᵉ P..., par les sœurs de l'hôpital Necker, est âgé de trente-cinq ans : de petite stature, assez bien constitué, il est pâle, très-amaigri, d'une faiblesse extrême ; il ne sort pas de chez lui et reste blotti des journées entières dans un coin, sans aucun mouvement. On l'a amené chez moi dans une charrette ; il monte mon premier étage avec une grande difficulté. Il peut se coucher chaque soir dans son lit horizontalement ; il crache sans cesse. A trois heures de la nuit, il est éveillé par un accès de suffocation accompagné de toux et d'une expectoration abondante. Ces accès durent deux heures ; mais la toux et l'expectoration sont continuelles. J'examine très-attentivement la poitrine et je ne découvre aucune lésion ni aux poumons, ni au cœur ; la percussion du thorax donne une résonnance beaucoup plus grande que dans l'état normal. Les accidents asthmatiques se sont manifestés il y a cinq mois, à la suite d'une fluxion de poitrine. État complet de marasme ; inappétence continuelle.

Je commence le traitement le 25 ; le 27, diminution notable de la dyspnée ; le 28, il a dormi jusqu'à quatre heures, et son accès quotidien n'est point venu. Il éprouve un bien-être inaccoutumé. Le 27, sommeil satisfaisant, malgré le bruit qu'ont fait ses chiens dans la cour. Il se sent plus de force ; l'appétit laisse beaucoup à désirer. A partir du 30, les étouffements ont entièrement disparu ; le catarrhe est très-amoindri ; le sommeil est bon, l'appétit meilleur ; sa physionomie témoigne de son état de bien-être, il peut sortir et marcher assez longtemps sans fatigue. Il vient chez moi à pied et s'en retourne de même ; il s'occupe de ses affaires et il a repris son commerce, qu'il avait été obligé d'abandonner. Il est venu chez moi le 6 novembre, pour la dernière fois. Il n'est plus reconnaissable. « Ce matin, m'a-t-il dit, à la halle, les autres disaient qu'il faisait froid et moi j'avais chaud.

XV. — M. B..., demeurant à Bordeaux, est âgé de soixante-seize ans ; il est d'une bonne constitution, et a des tendances à l'obésité. Depuis quatre ans, il éprouve des étouffements qui se produisent sans périodicité régulière, débutent pendant le jour et augmentent pendant la nuit, sans provoquer cependant la suffocation. Le mal, depuis sa naissance, n'a pas fait de progrès ; ce sont toujours, depuis quatre ans, les mêmes symptômes et les mêmes accidents. Le voyage qu'il a ait et sa résidence à Paris n'ont pas modifié son état. Il n'a pas de toux et ne crache point. Les accès ont eu six jours d'interruption pendant l'hiver, et cette amélioration s'est manifestée sans cause appréciable. Tant il est vrai que tout est singulier dans la marche de cette maladie.

Le traitement commence le 27 mai ; dès le lendemain, le malade accuse une sensible amélioration. Le 29, l'air était chargé d'azote. Ordinairement, dès qu'il y avait de l'orage, M. B... était fortement incommodé, ce jour-là il ne ressent aucune gêne. Le huitième jour la température baisse, il souffre un peu de la dyspnée.

Quinze jours après le commencement du traitement, M. B... était complétement guéri. Il ne doit, à mon point de vue, sa guérison qu'à sa persévérance.

—

XVI. — M. J... à Boulogne-sur-Seine, est de grande stature ; il a une bonne constitution ; ses ascendants n'ont jamais été asthmatiques. Il a ressenti les premiers symtômes de l'asthme il y a onze ans, à la suite de plusieurs bains prolongés pris en rivière, quelques mois après son retour d'Afrique, où il resta sept ans comme officier du génie.

Depuis un an, les accès ont pris un caractère d'intensité tel, que sa santé générale en est profondément atteinte. Il est maigri, pâle, très-faible; il ne peut marcher ni se livrer à un travail manuel quelconque, et même la moindre tension d'esprit le fatigue. Il recherche la solitude et ne trouve quelque soulagement que dans l'immobilité absolue. L'appétit est nul ; depuis plusieurs mois la toux est incessante ; l'expectoration est abondante et continue ; la dyspnée très-forte se produit sans interruption. Il passe toutes les nuits dans son fauteuil, en proie à de nombreux accès de suffocation. Après ces fortes quintes de toux, le cœur bat avec violence, si bien qu'on pourrait croire à une affection concomitante de cet organe. La percussion donne des signes d'emphysème.

Je commence l'application de mon traitement le 8 octobre 1867.

Le 9, amélioration ; le malade a un peu moins

toussé, les suffocations ont été moins fortes, il a un peu dormi.

Le 10, diminution très-notable de la dyspnée. Point de suffocation.

Le 12, toux presque nulle. Plus de dyspnée.

Le 13, santé bonne, le sommeil et l'appetit sont revenus, le malade reprend des forces.

Le 14, même état. M. J... ne se sent pas de joie, il croyait sa santé altérée à tout jamais.

Le 18, dernière application du traitement.

Mon malade a repris ses affaires, il se sent une grande activité et un grand bien-être.

Avant de publier cette observation, j'ai voulu savoir si M. J... n'avait pas eu de rechute ; je l'ai prié par un mot de vouloir bien passer chez moi. Il s'est rendu à mon appel avec empressement et j'ai été bien heureuse de constater que tous les symptômes avaient disparu et que mon ancien malade reprenait des couleurs et gagnait de l'embonpoint.

—

XVII. — Mademoiselle ***, d'Estampes, est

âgée de seize ans ; elle est grande, mince, et d'une constitution très-délicate.

A l'âge de onze ans, après un refroidissement, elle fut prise d'un violent catarrhe bronchique immédiatement suivi d'une dyspnée suffocante. Cet état inquiétant persista quelques jours, puis le calme se rétablit. Les accidents reparurent deux mois après, et depuis ce retour l'enfant eut chaque année, à des époques irrégulières, cinq accès qui duraient de huit à dix jours. Dans l'intervalle des crises, la santé était bonne ; pourtant il lui restait une légère anhélation, elle ne pouvait partager les jeux de ses compagnes sans être aussitôt prise de dyspnée et de toux suivies d'une expectoration glaireuse et filante.

A l'âge de quatorze ans, ses régles apparurent, mais leur établissement n'apporta dans son état aucune modification.

Depuis trois mois, il n'y a plus d'intermitences, la jeune malade est constamment oppressée, elle ne peut se livrer à aucun travail : la marche même la fatigue. Pendant la nuit, une toux opiniâtre empêche tout sommeil.

L'examen de la poitrine me permet de constater le bon état du cœur. Mademoiselle *** a éprouvé quelquefois des palpitations, mais elles étaient toujours provoquées par l'accès de toux. Les poumons sont emphysémateux ; la respiration est sifflante, l'auscutation révèle l'existence de nombreux râles sibilants.

Elle n'a jamais craché le sang et l'asthme n'a aucun caractère d'hérédité.

Le traitement commence le 12 mai, à la suite d'une crise violente qui a duré dix jours. Dès le lendemain, amélioration sensible, le quatrième jour, plus de toux ni de crachats, du 7ᵉ au 8ᵉ jour un peu de difficulté dans la respiration.

Le neuvième jour, cessation complète de tous les accidents ; cependant elle accuse une sensation douloureuse à la région sous-sternale. Le dixième jour, plus de douleurs.

Elle retourne à Etampes avec sa mère. Aussitôt de retour chez elle, elles fut reprise dans la nuit de dyspnée, sans toux ni crachats. Les accidents se sont dissipés d'eux-mêmes ; cinq jours après, l'oppression reparaît le matin et le soir, sans rien présenter d'inquiétant, puis, huit jours durant, calme parfait. Ma jeune malade est venue, le 7 juin, me faire une petite visite, fort contente de son état et fort reconnaissante de mes soins.

—

XVIII. — M. de R., colonel espagnol émigré, demeurant à Paris, est âgé de cinquante-trois ans ; il est de haute stature. Sa constitution, jadis vigoureuse, est aujourd'hui profondément altérée. Mme de R... a rédigé avec beaucoup d'intelligence l'observation de son mari. Je vais en extraire quelques passages, car je ne saurais décrire avec plus de précision et de clarté les différentes phases qu'à présentées la maladie :

« Depuis au moins une dizaine d'années, M. de R... mon mari, souffre au côté gauche, vers la région du cœur, d'une douleur accompagnée de vertiges, faiblesse dans les muscles des jambes, gaz dans l'estomac, etc., etc. Comme on le pense bien, durant ce long intervalle de souffrances, il a essayé de tout : hydrothérapie, allopathie, homœopathie, rien ne l'a soulagé, et en dernier lieu, la douleur du côté gauche, se développant et s'étendant par la marche, lui enlevait la respiration qui, depuis quelque temps, du reste, devenait difficile. Finalement, ces dernières semaines, l'oppression était devenue telle que, même au repos, les étouffements se faisaient continuellement sentir, et, quant aux nuits, elles étaient intolérables pour le patient qui les passait sur son séant, et qui, lorsqu'il s'endormait de fatigue, était réveillé en sursaut à chaque instant par le manque de respiration. »

Le singulier symptôme d'avoir des étouffements continuels, soit en marchant, en montant les escaliers, en parlant, et, en général, pendant tous les mouvements du corps qui peuvent accélérer la circulation, a attiré mon attention sur l'état du cœur du malade qui se confiait à mes soins : en découvrant la région cardiaque, on voit les parois de la poitrine agitées par les battements énergiques de l'organe, les oscillations peuvent être vues à une grande distance. L'auscultation révèle à la partie supérieure un bruit rude, râpeux, isochrone, avec les pulsations radiales qui sont petites, faibles, molles. Ces phénomènes dénotent une affection organique des valvules du cœur. accompagnée d'une hypertrophie de l'organe. J'avertis M. de R... que je ne pouvais le guérir des accidents qui se produisaient pendant la marche et les efforts musculaires, mais que j'espérais le débarrasser de tous ceux qui le tourmentaient la nuit et le privaient de sommeil, dont il avait tant besoin pour soutenir sa constitution débilitée par dix ans de souffrances.

La première application du traitement eut lieu le 22 décembre 1867. Je reprends maintenant la la rédaction de Mme de R... « La première nuit bonne, peu d'étouffements et sommeil tranquille. La seconde et la troisième nuits bonnes. La quatrième nuit, du 25 au 26, mauvaise ; recrudescence des étouffements, point de repos. La cinquième, bonne et, à dater de ce moment, qui comprend un intervalle de cinq nuits et cinq jours, le mieux a été croissant avec tant de rapidité, que les deux dernières nuits ont été sans la moindre suffocation et avec le sommeil le plus paisible, le malade couché naturellement sur le côté droit. Les forces reviennent un peu, l'appétit est très-bon, et à l'heure qu'il est, c'est-à-dire après neuf jours de traitement, il ne reste plus le jour qu'une légère sensation d'étouffements, une chose affaiblie, comme déjà lointaine et qui tend à disparaître. »

Mme de R... termine sa lettre par des expressions trop flatteuses pour que je me permette de

les consigner ici. Mais je tiens à dire à la femme
excellente et sympathique avec laquelle j'ai eu
pendant quelques jours de si agréables relations,
combien je fais des vœux pour que la santé de
son cher mari se maintienne et se fortifie.

XIX. — M. Vio..., professeur, âgé de quarante-cinq ans, demeurant rue des Lions-Saint-
Paul, 9, contracta dès l'enfance plusieurs affections de poitrine. Depuis cinq ans, il éprouve une
grande gêne de la respiration, qu'augmentent
tous les mouvements et plus particulièrement
ceux des bras quand il s'habille, se déshabille ou
accroche ses effets au porte-manteau ; monter un
escalier ou monter une côte lui est extrêmement
pénible. La dyspnée ne cesse ni jour ni nuit, la
respiration est sifflante, entrecoupée de râles
bruyants qu'on peut entendre à une assez grande
distance. La toux se produit par quintes fréquentes
et se déclare généralement deux ou trois heures
après le repas. Pendant la nuit, il a des accès de
suffocation qui l'obligent à se lever et à courir à
la fenêtre pour avoir de l'air. Les souffrances
qu'il endure sont intolérables, son corps se cou-

vre d'une sueur gluante et froide, l'expectoration d'abord filante, puis épaisse, se produit avec abondance ; ce malade présente le type de l'asthme catarrhal, tel que nous l'avons décrit au commencement de notre travail.

Il ne m'a pas fallu plus de quatre jours pour dissiper ses graves symptômes. Le cinquième jour, il n'y a plus de dispnée, presque plus de toux ni de crachats. Le malade me raconte qu'il a pu monter à grands pas la rue des Fossés-Saint-Victor sans éprouver la moindre anhélation. Le sixième jour, le bien-être continue, il a pu marcher sans fatigue pendant quatre heures de suite. La respiration très-libre laisse pourtant entendre un léger sifflement. Le neuvième jour, par suite d'une imprudence, — il s'était mis un linge mouillé sur les épaules, — les accidents reparaissent, mais avec beaucoup moins d'intensité qu'à l'ordinaire. Dans la nuit, il a, une heure durant, éprouvé un peu de dyspnée, puis il s'est endormi. Le douzième jour, un peu de toux et de crachats dans la nuit. Le petit sifflement de la respiration se fait encore entendre. J'attribue cette légère reprise à l'abaissement de la température. Le treizième jour, plus de toux ni de crachats, respiration libre. Le malade peut reprendre ses travaux sans être inquiété par son mal. Il dort et mange bien, toutes les fonctions se rétablissent et je puis compter une guérison de plus.

—

XX. — En octobre dernier, M. L., avocat, rue Monsieur-le-Prince, me présenta son père, âgé de soixante-douze ans. Ce malade toussait, étouffait sans cesse et privait de sommeil toute sa famille. J'hésitais à faire l'application de mon traiment, car l'âge avancé du pauvre asthmatique me faisait redouter un insuccès. Cependant, sur les instances réitérées de M. L... fils, je fis une tentative qui heureusement réussit. Les accidents, en effet, se calmèrent aussi promptement que chez les jeunes sujets. Il resta encore assez longtemps, une heure pendant le jour et une heure pendant la nuit, un peu de toux et un peu d'expectoration. Mais ces derniers symptômes cédèrent comme les autres, et le malade revint à la santé.

J'ai eu, il y a quelques jours; des nouvelles de M. L., et j'ai été très-heureuse d'apprendre que son état ne laissait rien à désirer.

L'expérience est un fruit qui se développe et mûrit lentement ; chaque jour apporte un nouveau progrès. J'avais cru que le traitement que j'appliquais ne pouvait avoir d'efficacité que chez les sujets encore jeunes ; l'observation que je viens de rapporter, celle qui va suivre et celle de M. B. prouvent qu'il peut être employé à tous les âges de la vie. Ce ne sera pas sans doute la dernière leçon que je recevrai du temps et de la pratique.

XXI. — M. *** est abbé de communauté dans le département de la Moselle. Il est âgé de soixante-seize ans. Sa constitution est délicate. Il souffre depuis deux ans de catarrhe et d'étouffements. Les nuits sont mauvaises ; il ne peut dormir ; la dyspnée est intense. La respiration est sifflante, il tousse par quinte et crache abondamment.

Je commence le traitement le 22 juin. Dès le 25 je puis constater une grande amélioration dans l'état du malade ; les nuits sont bonnes, il dort bien, l'appétit lui revient ; la toux ne se produit plus par quintes, l'expectoration a considérablement diminué. Le 26, l'amélioration continue, le malade a parfaitement dormi. Encore quelques crachats et un peu de dyspnée. Je vois M. l'abbé *** tous les jours, et chaque jour je constate un nouveau progrès. Le 1er juillet, la dyspnée a cessé. Les accidents qui le tourmentaient tant jadis se sont évanouis. Il reste encore le jour où le malade prend congé de moi, un peu d'expectoration le matin, mais je suis persuadée que, dans un temps très-court, ce symptôme disparaîtra comme les autres.

XXII.—M. M.., colonel anglais, est de forte constitution. Depuis trente ans, il souffre d'un asthme catarrhal très-intense ; l'oppression est permanente ; la marche, l'ascension d'une côte ou d'un escalier sont impossibles, le malade suffoque par le moindre effort. La toux est incessante, elle est suivie d'une expectoration très-abondante. Pendant les accès, la tête est congestionnée ; il a de la céphalalgie. Dans la nuit, surviennent de longues suffocations qui troublent son repos et l'obligent à s'asseoir sur son lit, à se lever, à ouvrir les fenêtres, pensant que l'air frais apaisera ses douleurs. Au début du mal, les accès laissent entre eux d'assez longues intermittences ; mais depuis longtemps déjà, sa maladie ne lui laisse plus de répit. Les longues souffrances qu'il a endurées l'ont rendu si impressionnable aux agents extérieurs, qu'il ne peut sortir, même en voiture fermée, sans contracter une bronchite.

Le colonel a essayé de tous les traitements, il a consulté les illustrations médicales de la France et de l'Angleterre ; il a retiré quelques bienfaits de l'application de l'électricité ; mais l'amélioration qui s'est manifestée sous l'influence de ce traitement n'a pas duré plus de trois mois. Un second essai de l'électrisation est resté infructueux. Ce fut après cette dernière déception qu'il se confia à mes soins avec la docilité d'un enfant.

Après une exploration minutieuse de la poitrine, après avoir interrogé mon malade sur les causes qui avaient provoqué l'asthme, je crus pouvoir lui affirmer une guérison complète en dix ou douze jours. Si grande que fut sa confiance en moi, il ne pouvait croire que je pusse en un si court délai le débarrasser d'un mal dont il souffrait depuis trente ans.

Je commence mes soins le 8 octobre. — Le

deuxième jour, point d'amélioration : la toux a
été opiniâtre et douloureuse, la suffocation intense, point de sommeil. — Le troisième jour, il
y a eu quelques heures de calme ; l'expectoration
s'est faite plus facilement, le malade a éprouvé
de la dyspnée, mais point de suffocation. Le quatrième jour l'amélioration s'est affirmée, plus
de dyspnée et point d'étouffement, quinte de
toux moins violente, très-bon sommeil jusqu'à
quatre heures du matin — Cinquième jour, nuit
moins bonne, plusieurs quintes de toux, mais
point de suffocation. — Septième jour, plus de
dyspnée, nuit excellente, un peu d'expectoration
à sept heures du matin. Mon malade est content,
il se sent renaître, et la gaîté lui revient avec la
santé. Je lui conseille une promenade au bois, en
voiture couverte ; il me demande avec inquiétude
s'il peut bien se risquer dans cette entreprise,
qu'il juge trop hardie ou tout au moins préma-
turée. — Le huitième jour, l'amélioration persiste et progresse ; la promenade s'est faite sans
inconvénients. — Neuvième jour, plus d'accidents ; nouvelle promenade. Le malade a marché
à pied dans le bois ; il est dans le ravissement. —
Le dixième jour, le colonel a rendu quelques
visites, il a pu monter lestement plusieurs étages

sans éprouver de dyspnée. A partir de ce moment la santé est parfaite : bon appétit, bon sommeil; mon malade se sent libre comme à vingt ans. — Le quatorzième jour, le colonel retourne à Londres.

XXIII. — Mme D., libraire à Rennes, est âgée de trente-neuf ans. Sa constitution est forte. Depuis quelques années, elle est prise d'attaques nerveuses qui la fatiguent et l'inquiètent.

Les accidents asthmatiques remontent à neuf ans. La toux est fréquente, les crachats sont peu abondants. Les accès se reproduisent toutes les nuits et rendent le sommeil impossible. Les souffrances qu'elle a endurées ont altéré profondément sa santé ; elle est pâle, amaigrie, affaissée, en proie au découragement; malgré son énergie peu commune, elle ne peut vaquer aux soins de sa maison et de son commerce.

Mme D. vint se confier à mes soins le 1er juillet 1869. J'explorai avec le plus grand soin sa poitrine et je ne trouvai aucune altération organique. Après avoir acquis cette certitude, je l'assurai d'une prompte guérison.

Après douze jours de soins, en effet, tous les accidents s'étaient dissipés. Plus de suffocation, ni de toux, ni crachats; bon appétit et bon sommeil.

XXIII. — M. A., boulevard des Italiens, âgé de quarante ans, est de bonne constitution. Il souffre depuis huit ans d'accès d'asthme d'une violence extrême. Il est inutile de rappeler ici les symptômes qui caractérisaient son mal. Je puis dire qu'ils semblaient s'être donné rendez-vous pour accabler le malade. Placé dans une bonne position de fortune, les soins ne lui ont pas manqué. Il a suivi avec docilité les traitements les plus opposés sans en retirer de bienfaits ; il avait fini par être son propre médecin, et il étudiait avec le plus grand soin toutes les circonstances qui lui avaient apporté quelque soulagement ; il évitait les causes qui pouvaient provoquer les crises. Chose bizarre, quand il roulait en wagon et particulièrement quand les voitures passaient sur les plaques tournantes, les symptômes se dissipaient comme par enchantement. On comprend pourtant que le pauvre malade ne pouvait pas passer sa vie à rouler sur des plaques tournantes. Il le comprit bien aussi, car il vint me consulter. Le traitement que je lui fis suivre amena, à quelques variantes près, les mêmes résultats que j'ai déjà consignés dans les observations précédentes. Après dix jours de soins, M. A était entièrement débarrassé de son asthme.

—

XXIV. — Mme C..., demeurant avenue de Neuilly, m'a été envoyée par M. B..., capitaine au 18e d'artillerie, que j'avais débarrassé d'un asthme suffoquant d'une extrême gravité. La malade est âgée de vingt-neuf ans ; elle est de forte constitution ; son asthme présente comme symptôme prédominant des accès de toux convulsive qui troublent ses jours et sés nuits ; elle ne peut monter un escalier sans éprouver une dyspnée suffocante. La respiration, accompagnée dans ses deux temps de gros râles sibilants, s'entend à une grande distance. Elle ne peut pas sortir par les temps humides, séjourner dans une salle de théâtre sans voir augmenter son mal. La maladie est coupée d'intermittences qui deviennent de plus en plus rares et de plus en plus courtes. Dans les intermittences même, la malade n'est pas complétement bien. Elle a une prédisposition singulière aux rhumes de cerveau et, pendant ces indispositions, les symptômes de l'asthme sont plus violents. Le ventre est ballonné. On remarque à la partie antérieure et postérieure du cou un gonflement qui s'étend en avant jusque vers le milieu de la poitrine et en arrière jusqu'au milieu des vertèbres dorsales ; elle ne peut porter de corset, la moindre compression la faisant souffrir.

Après trois jours de traitement, la malade a éprouvé une amélioration très-sensible, les nuits sont meilleures, la toux est moins fréquente et moins douloureuse. Après dix séances la santé est revenue, la malade n'éprouve plus aucun mal, elle peut gravir les escaliers sans provoquer la dyspnée. La toux a complétement disparu, enfin tous les symptômes de la terrible maladie qui lui rendait la vie malheureuse se sont pour ainsi dire évanouis.

—

XXV. — Mme J..., rue du Four, 36, est âgée de quarante-neuf ans ; elle est d'une pâleur extrême, d'une grande faiblesse ; sa voix est presque éteinte. Il y a trente ans, des bains de mer trop prolongés, accompagnés et suivis de toutes sortes d'imprudences, déterminèrent une bronchite aiguë qui passa à l'état chronique ; bientôt, à intervalles irréguliers, il se manifesta chez elle de la gêne dans la respiration. Huit années plus tard, Mme J... alla habiter l'Egypte. Le climat de ce pays ne lui fut pas propice ; aussitôt arrivée, elle éprouva une forte dyspnée, bientôt suivie d'accès de suffocations diurnes et nocturnes.. Ces accès présentèrent au début un caractère remarquable d'intermittence régulière ; ils apparaissaient au mois de juin et finissaient en septembre. Chose singulière, ils se déclaraient chaque jour dans la période de temps correspondante à l'élévation du Nil, par suite du phénomène des marées.

Pendant vingt ans que cette dame resta à Alexandrie, sa vie ne fut qu'un long martyre.

Depuis son retour à Paris le mal a suivi la même marche, La dyspnée est très-violente, surtout après le repas ; le ventre se ballonne ; elle souffre beaucoup. Pour éviter le retour de ces accidents, elle mange si peu que l'insuffisance des aliments a amené chez cette pauvre malade un dépérissement considérable et une faiblesse extrême.

Sous l'influence de mon traitement, l'amélioration ne s'est pas fait longtemps attendre, dès le troisième jour, les étouffements, la toux et les crachats étàient sensiblement diminués.

Le cinquième jour, le mieux s'accentue, l'appétit est meilleur ; elle peut prendre des aliments sans éprouver les accidents dont elle redoutait tant le retour. Les forces se relèvent.

Le septième jour, le mieux progresse ; elle mange bien, le ballonnement du ventre disparaît, il n'y a plus de suffocation, la dsypnée est rare.

Au dixième jour, les effrayants symptômes qui avaient depuis si longtemps tourmenté la malade ont complètement disparu.

—

XXVI. — M. G..., menuisier en bâtiments, est âgé de 37 ans. Sa constitution ne présente rien d'extraordinaire à noter. J'ai pu constater qu'il n'y avait pas d'antécédents héréditaires. La maladie se présente sous la forme d'asthme catarrhal ; elle remonte à neuf ans, et a été déterminée par plusieurs refroidissements ayant produit des bronchites successives. L'accès débute par une oppression bientôt suivie de suffocation. Puis, après quatre ou cinq jours, il se produit de la toux et de l'expectoration qui persistent après les suffocations. Les crises sont très-fréquentes.

La marche et l'ascension sont extrêmement pénibles; il a toutes les difficultés du monde à atteindre son troisième étage, Les temps pluvieux et les saisons où l'on signale particulièrement l'existence de la rage chez les animaux, augmentent beaucoup ses souffrances. Les digestions sont pénibles, et il vomit la plupart du temps les aliments qu'il a mangés le matin.

En quinze jours, M. G... a été parfaitement guéri; au bout d'un mois, il quitte Paris pour aller à Saint-Lô (Manche), rue de Dollèse, 1, où il va prendre l'établissement de menuiserie de son père.

Dans cette même ville et dans le voisinage de M. G..., demeure un malade que j'ai débarrassé d'un asthme catarrhal très-intense. Sa guérison date d'une année, et j'ai les meilleures nouvelles sur l'état de sa santé.

XXVII. — En octobre 1868, Mme Au.., demeurant rue Forey, à Batignolles-Paris, se présente à mon observation. Elle est âgée de 60 ans, d'une grande stature et d'une constitution naguère robuste, altérée aujourd'hui par les souffrances. Les antécédents héréditaires chez cette malade sont trés-évidents ; son grand-père était asthmatique.

La maladie a débuté il y a vingt ans et se manifestait par des crises plus ou moins éloignées. Depuis quatre ans, la dyspnée est presque continuelle, le travail est pénible, les troubles fonctionnels se produisent. Mais depuis un au le mal est arrivé à son paroxysme. Mme Au... ne passe pas de nuit sans avoir plusieurs crises accompagnées de terribles symptômes de suffocation. La face est tuméfiée et livide, les yeux jaillissent de leur orbite ; les muscles éprouvent des contractions tétaniques. L'asphixie se révèle et la malade croit à chaque instant que la mort va venir mettre un terme aux cruelles souffrances qu'elle endure.

Les effets du traitement ne se firent pas longtemps attendre. Dès le troisième jour, je pouvais constater une amélioration sensible, et dès lors je n'eus plus de doutes sur l'heureuse issue du mal.

En moins de deux semaines, Mme Au... était
tout à fait guérie. Les symptômes avaient disparu,
les organes fonctionnaient régulièrement, bon
appétit, bon sommeil. Rien ne peut rendre la joie
qu'elle éprouve de se voir enfin débarrassée de
son mal.

—

XXVIII. — Mme Del.., demeurant rue de
Boursault, Batignolles-Paris, est âgée de 38 ans ;
elle est d'une taille élevée et d'une forte constitution. Chez elle, l'hérédité est manifeste.
Mme Del... est en effet la fille de Mme Aub...,
qui fait le sujet de l'observation qui précède.
A l'époque où elle vient me consulter, la toux est
intense, continuelle ; elle est accompagnée d'une
expectoration claire très-abondante ; la malade
éprouve pendant ses quintes une véritable strangulation. A ce moment l'anxiété exprimée par sa
physionomie est extrême, la face est gonflée,
tuméfiée, les yeux sortent de leur orbite, une
sueur froide couvre son corps. Elle ressent à la
gorge une grande sécheresse. La nuit, point de
sommeil, les quintes se multiplient et ne laissent
ntre elles qu'un intervalle très-court.

En même temps, les fonctions générales sont troublées, l'appétit est nul, le ventre est fortement ballonné, la faiblesse est extrême. Elle ne peut se livrer à aucun travail sans en ressentir une grande fatigue.

La malade avait essayé plusieurs traitements sans être soulagée de sa maladie, dont les symptômes s'accentuaient de jour en jour. Elle éprouvait de son état une tristesse et un chagrin que rien ne pouvait calmer.

Dès les premiers jours de traitement, l'amélioration se manifesta ; elle prit courage ; l'espoir qui l'avait abandonnée lui revint. Après douze applications de mon traitemeut, elle était parfaitement guérie, plus de toux ni de crrchats, plus d'étouffements, le ballonnement du ventre s'était dissipé comme par enchantement. La nature robuste de Mme Del... reprenait ses droits dans toute leur plénitude.

Je ne saurais rendre la joie qu'elle éprouvait d'une aussi prompte délivrance. Elle ne savait comment m'exprimer sa reconnaissance. « Vous m'avez rendu la vie et le sommeil, disait-elle, vous m'avez rendu la vie heureuse. »

J'ai revu plusieurs fois depuis Mme Del.., sa santé ne laissait rien à désirer.

—

XXIX. — M. le baron Dr.. est âgé de quarante-cinq ans, constitution bonne ; il est amaigri par la souffrance et par la privation de sommeil.

Les premières atteintes de son mal remontent à vingt ans et se sont produites sous forme de *toussaillements* à la suite d'une fluxion de poitrine légère. La toux peu à peu augmenta d'intensité et fut accompagnée de crachats abondants et d'oppression. Les crises devenaient de plus en plus fréquentes.

La maladie, sous l'influence du déplacement, du changement de résidence et de climat, s'améliorait, mais bientôt les symptômes se reproduisaient avec la même acuité. Le catarrhe devint très-abondant, l'oppression permanente. Chaque nuit, la malade était en proie à plusieurs accès de suffocation. La santé générale était gravement troublée.

Douze jours de traitement suffirent pour amener la guérison, il ne restait plus qu'un peu de catarrhe.

Bien que le résultat obtenu dépassât ses espérances, M. le baron D... demanda à continuer le traitement jusqu'à ce que les derniers vestiges de sa maladie eussent entièrement disparu. Au bout de quize jours de soins, le catarrhe, dernier symptôme de son asthme, avait complétement disparu.

—

XXX. — M. R.., demeurant avenue de Choisy, est âgé de trente-sept ans.; il est d'une très-grande stature, amaigri, altéré par d'intolérables souffrances. Il est atteint d'un asthme catarrhal qui remonte à trois ans.

Les symptômes ont pris successivement de la gravité. Toux permanente, expectoration continuelle, étouffements, suffocations, spasmes, enfin tout le terrible cortége de l'affection asthmatique.

Les crises ont une longue durée et ne sont séparées entre elles que par un intervalle très-court.

Les accidents se sont dissipés en huit jours, sous l'influence de mon traitement ; mais il eût été utile de persévérer encore pour affirmer la guérison : le malade ayant cessé de venir chez moi, fut repris de toux et de suffocation. Il fallut recommencer. Cette fois la guérison fut plus lente à s'affirmer ; mais enfin, après douze jours de soins persévérants, les sympômes disparurent, et depuis M. R... s'est très-bien porté.

Cette observation porte un enseignement que les malades ne devront pas oublier. Il n'est pas rare de voir des personnes, après une amélioration qu'elles regardent comme la santé, comparée aux dures secousses qu'elles ont éprouvées, il n'est pas rare, dis-je, de voir ces personnes interrompre le traitement. Presque toujours, alors, les crises reviennent avec un grande intensité et exigent, à une nouvelle reprise du traitement, un plus long temps pour être efficacement combattues.

XXXI. — M. B..., employé au chemin de fer de l'Est, est âgé de quarante-cinq ans. Son embonpoint tend à l'obésité.

La maladie qui a revêtu la forme de l'asthme catarrhal date de sa jeunesse ; mais pendant assez longtemps les crises étaient interrompues par de longs intervalles de calme.

Peu à peu les symptômes se sont accentués et les accès sont devenus très-fréquents. Toux suffocante, expectoration, angoisse, strangulation, rien n'y manquait. Ni appétit, ni sommeil ; mauvaises digestions ; incapacité de travail, abattement extrême. Ces accidents, si graves déjà, étaient compliqués d'évanouissement et de perte totale de connaissance, à la suite des congestions que déterminaient dans le cerveau les terribles ébranlements de la toux.

On pense bien que M. B... avait essayé de plusieurs traitements pour se débarasser d'un mal qui le faisait tant souffrir et qui apportait un si grand trouble dans son économie. Tous les moyens employés étaient restés inefficaces. Quand il vint me voir, il était désespéré ; il se montrait surtout effrayé de ses évanouissements, et il s'attendait dans chaque crise nouvelle, à trouver la mort.

Les premières applications du traitement firent enaître l'espoir chez lui ; en effet, une amélioration sensible se manifesta soudain. La toux diminua avec l'expectoration ; plus de suffocation. Les nuits étaient calmes, les étourdisssements n'avaient point reparu. Enfin, après quatorze jours, la maladie avait complétement disparu.

M. B... s'est présenté pour la première fois à mon observation le 12 février 1869. Je l'ai revu tout dernièrement pour m'assurer que sa guérison s'était maintenne, et je reçus de lui les plus satisfaisantes assurances.

—

XXXII.—M. R..., chapelier, boulevard Saint-Michel, a amené chez moi sa belle-mère, atteinte depuis dix-huit ans d'un asthme catarrhal.

La malade est âgée de 49 ans, constitution délicate. Elle est pâle, amaigrie, d'une faiblesse extrême ; depuis trois semaines, elle ne peut prendre d'autre aliment que du bouillon.

La maladie a débuté à la suite de deux fluxions de poitrine qui se sont succédées à un très court intervalle de temps.

Catarrhe abondant, oppression permanentes, toux opiniâtre, violents accès de suffocation qui se manifestent surtout la nuit. Assise sur son lit, en proie à la plus inexpliquable angoisse, elle appelle le sommeil et c'est la crise impitoyable et terrible qui arrive.

La digestion est troublée, le ventre est ballonné; elle éprouve à la suite de ces quintes des maux de têtes intolérables, bien justifiés, hélas ! par l'ébranlement que la toux imprime à tout son corps.

Sa faiblesse et son épuisement sont tels qu'il lui est impossible de se livrer au moindre travail ; elle traîne tristement une existence empoisonnée par la douleur.

Le traitement a commencé en mars 1869. Après quinze jours de soins, la malade était parfaitement guérie ; elle avait vu pendant ce court espace de temps s'évanouir un a un les accidents qui depuis dix-huit ans l'avaient torturée.

J'ai revu la belle-mère de M. R... dans les premiers jours de janvier ; sa santé était dans un état florissant ; elle m'a longtemps entretenue des maux qu'elle avait endurés, et elle m'a dit tout le bonheur qu'elle ressentait de ce retour à la santé si rapide et en même temps si solide.

J'ai guéri d'un asthme, survenu après une coqueluche, une jeune demoiselle d'Issy que m'avait envoyé la belle - mère de M. R..., et M. H... dont on trouvera plus loin l'observation.

—

XXXIII.— M. R..., employé supérieur au chemin de fer du Nord, grande stature, embonpoint tendant à l'obésité.

L'asthme a pris naissance, il y a une douzaine d'années, à la suite d'une bronchite négligée. Les accès, rares d'abord, se sont graduellement rapprochés, et à l'époque où il est venu me consulter, décembre 1868, ils étaient extrêmement fréquents.

Le malade peut reposer une bonne partie de la nuit, mais vers cinq heures du matin il est pris subitement de quintes de toux d'une violence extrême et d'une très-longue durée. Les secousses déterminées par la toux amènent des congestions au cerveau. La céphalalgie est intense, la respiration et anxieuse; la suffocation provoque des contractions musculaires presque tétaniques. Troubles digestifs révélés par de l'inappétence et des borborigmes.

Pendant toute la matinée, le malade est en proie à des étourdissements et il est obligé à plusieurs reprises de se tenir aux meubles ou à la cheminée pour ne pas tomber. Dans le courant de la journée, fréquents accès de toux et de suffocation, respiration sifflante, crachats abondants. Le pouls est régulier, le cœur bat fort. Il éprouve, en tout temps, un malaise inexprimable; il est triste, inquiet, il redoute le retour des symptômes qui l'obsèdent.

Ces accidents déterminent chez M. R... une très-grande difficulté de travail, et il lui faut toute son énergie et tout son courage pour remplir sa tâche laborieuse.

Il n'a pas fallu plus de douze jours pour que M. R... fût complétement délivré de son mal. Dès les premières applications du traitement, il avait éprouvé, dans son état, une amélioration très-sensible. Depuis cette époque la santé de M. R... s'est parfaitement maintenue.

XXXIV.— Mme S..., modiste, rue Richelieu, Paris, est âgée de 28 ans, et d'une assez bonne constitution ; elle est pâle, jaune, amaigrie, sans force, sans courage ; elle est affaissée par la souffrance.

A la suite d'un refroidissement provoqué par un courant d'air, elle fut prise d'un rhume de cerveau et d'un enrouement qui ne dura pas moins de six semaines et fut suivi de toux, de crachements et d'oppression. Ces symptômes se reproduisaient d'une façon à peu près régulière au point du jour, le soir à la tombée de la nuit, et duraient une heure environ. Les crises recommençaient à minuit et se prolongeaient pendant plusieurs heures, en ne laissant entre elles que de très-courts intervalles. Les accidents se calmaient pendant la période menstruelle.

La malade avait perdu l'appétit et le sommeil ; elle ne pouvait se livrer à aucun travail ; le moindre effort provoquait chez elle une très-forte dyspnée. Assise sur un fauteuil, immobile, en proie à la tristesse et au découragement, elle ne pensait qu'à ses douleurs.

« La vie, me disait-elle, m'est devenue insupportable ; il y a si longtemps que je souffre. »

Mme S... s'est présentée à mon observation

le 1ᵉʳ juin ; les premières applications du traitement la soulagèrent beaucoup. Après quatorze
jours de soins, elle était parfaitement guérie ;
elle put reprendre son travail, marcher, monter
les escaliers sans éprouver la moindre suffocation.
L'appétit et le sommeil sont revenus. Son teint
s'est éclairci, sa physionomie naguère éteinte
s'est illuminée. Enfin elle présente les signes les
plus manifestes d'une santé qui ne pourra plus
être troublée que par des imprudences.

—

XXXV. — M. H..., homme de lettres, demeurant rue Pergolèse, à Paris, est âgé de 40 ans ;
constitution forte.

L'asthme remonte à dix ans et s'est produit à
la suite d'une immersion prolongée dans l'eau
froide.

Les symptômes les plus graves de l'asthme
semblaient s'être donné rendez-vous pour accabler
ce malade. Crises fréquentes, surtout la nuit,
toux suffocante, crachats abondants, douleurs
vives de la tête, point d'appetit ni de sommeil,
travail impossible, digestions laborieuses.

Il faudrait ici évoquer le fastidieux cortége de l'asthme catarrhal dans toute son intensité.

Après quelques jour de soins, les symptômes les plus graves avaient disparu ; il restait encore un peu de dyspnée et de la toux, surtout pendant la nuit, mais déjà le malade pouvait un peu reposer et dormir ; cela lui semblait bien bon. Après sa douzième visite, M. H... était parfaitement guéri.

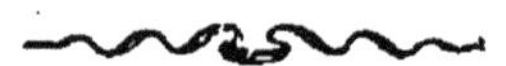

CATARRHE

Le traitement que nous employons contre l'asthme a la même efficacité et produit les mêmes résultats favorables dans le catarrhe simple.

Nous pourrions consigner ici un grand nombre d'observations de malades atteints de catarrhe simple que nous avons guéris ; mais nous ne voudrions donner à ce travail une trop grande extension, nous craindrions qu'une énumération plus longue fatiguât le lecteur.

OBSERVATIONS DU DOCTEUR MONOR

	AGE	MALADE depuis	PREMIÈRES MANIFESTATIONS	8e JOUR du traitement	OBSERVATIONS
Mme D... sans profession	38	7 ans.	Toux douloureuse, crachats, amaigrissement, menstrues irrégulières. Aucun précédent dans la famille.	18 Février 1877	Du 18 au 22, résultat des plus satisfaisants. Du 22 au 25, la dyspnée reparaît plus violente que jamais, après une soirée passée au théâtre. La malade subit un nouveau traitement pendant cinq jours et est actuellement guérie.
Jules R... armurier	41	11 ans.	La maladie a débuté par un crachement de sang noir, qui n'a duré que pendant huit jours; peu de crachats, le sommeil impossible; dégoût complet de toute nourriture animale, pas de sueurs nocturnes. Accès tous les huit ou dix jours.	3 Mars	Après trois jours de traitement, il fut possible de constater un mieux réel. Jules R... s'absenta pour faire un voyage en Bretagne. Quand il revint, il était fatigué et ses crachats étaient plus nombreux qu'auparavant. Il continua son traitement pendant huit jours. Aujourd'hui il a repris son travail et se dit parfaitement portant.
Léon H...	15	3 ans	Ses parents sont malades depuis longtemps. Son grand-père est mort d'une maladie de cœur. Il est maigre, les yeux projetés en avant; ses membres sont maigres et sa poitrine est déformée. Intelligent avant les premières atteintes du mal, il est aujourd'hui presque indifférent aux choses qui l'entourent. Crachats muqueux. Insomnie. Fréquents saignements de nez.	3 Mars	Cet enfant, qui habitait le plateau de Langres, se trouvait gêné de l'atmosphère de Paris. Il ne resta que quelques jours chez moi, cinq jours au plus. Il partit presque guéri, mais incomplètement. Aujourd'hui, ses parents m'ont écrit qu'il se portait très-bien.
Berthe L... Costumière.	23	5 ans.	Cette jeune fille n'a jamais été bien réglée. Toutes les fois que l'époque des menstrues arrive, elle est suffoquée. Deux fois elle a craché du sang. Elle tousse depuis cinq ans; elle ne crache que depuis six mois environ.	8 Mars	Après trois séances dans mon cabinet, nous avons pu constater un mieux relatif. Quinze jours après, il n'y avait plus aucune suffocation, Nous avons appris depuis que cette demoiselle mangeait avec appétit et que ses époques étaient régulières.
Jeanne C... sans profession.	62	30 ans environ.	Les accès, rares d'abord, sont devenus si fréquents que, depuis à peu près vingt ans, elle dit n'avoir jamais passé une bonne nuit. Ses parents n'étaient pas asthmatiques. Elle crache beaucoup, surtout l'hiver, et ses crachats lui laissent dans la bouche un goût métallique. Très-maigre; regard anxieux.	11 Mars	Malgré l'âge avancé de cette dame et les accidents graves qu'elle avait à supporter, nous avons entrepris son traitement : de nombreux résultats heureux nous faisaient espérer une nouvelle réussite. Après quinze jours de traitement, le catarrhe était considérablement diminué, et, après le vingtième jour, elle a pu regagner son pays (Rennes), une lettre datée du 5 juillet nous apprend qu'elle est guérie, sauf une légère expectoration *qui ne la gêne pas beaucoup.*
M. F... curé doyen.	56	10 ans.	Obèse. Tempéramment apoplectique. Au début, les accès étaient très-violents; depuis huit ans à peu près ils n'apparaissent que tous les quinze ou vingt jours. Depuis six à sept semaines, la dyspnée est permanente, à la suite d'un voyage à pied fait pendant la nuit. Pas de crachats, mais une toux fréquente.	15 Mars	Guéri en quinze jours.
M. le comte de B...	65	20 ans.	Le comte de B... n'avait jamais ressenti qu'une oppression légère, quand à la suite d'un excès de table, vers la fin de février, il fut pris d'une affreuse dyspnée. Crachats rares, sanguinolents. Faciès émacié. Parole difficile et entrecoupée. Nuits sans sommeil. Envies fréquentes d'uriner.	18 Mars	Un traitement du 18 au 24 ne réussit qu'à moitié. Le comte de B... s'enrhume à la sortie du Théâtre-Français, ce qui le force à interrompre ma médication spéciale pendant dix jours. Le 12 avril il était assez bien portant pour aller faire plusieurs visites aux environs de Paris, depuis ce temps il n'a plus souffert qu'incidemment de l'oppression.

CONCLUSION

Nous aurions pu multiplier les observations, mais il nous semble que ce que nous voulions prouver est prouvé, à savoir que le traitement que nous employons contre l'asthme a une évidente efficacité, que ses effets sont presque immédiats, et qu'il a la même action sur les maladies récentes et sur les maladies anciennes.

De ce que nous n'avons constaté que des succès dans les observations précédentes, il ne faudrait pas croire que nous avons guéri, sans exception, tous les malades qui se sont présentés à nos soins. Nous devons à la vérité de dire que notre traitement a échoué complétement sur plusieurs sujets.

Mais cet insuccès ne saurait ébranler la confiance que nous avons dans le mode de traitement que nous appliquons et que nous avons vu appliquer depuis si longtemps.

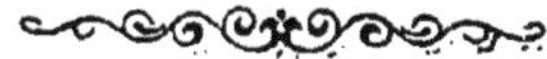

AUX ASTHMATIQUES

L'asthme est une des maladies de l'appareil respiratoire qui fut pendant longtemps complètement inconnue au point de vue du traitement, nous n'osons pas dire que la plupart ignorent encore le moyen de guérir ou soulager les malades atteints de cette affection. La grande erreur thérapeutique a été due à ceci : c'est qu'on a combattu les symptômes sans s'occuper de la cause, de là une confusion trop longtemps préjudiciable aux malades et que nous espérons avoir fait cesser.

Le livre que nous venons aujourd'hui présenter au public médical, ainsi qu'aux asthmatiques, est le résumé de près de vingt années d'une vie laborieuse, employée au soulagement des affections asthmatiques èt catarrhales.

Ma tante, Mme Pau, dans ce traitement qu'elle fut la première à trouver et à employer, traita essentiellement les causes destructibles d'un mal si longtemps regardé comme symptômatique d'affections incurables. Le succès a, dès les premiers temps, couronné les expériences de ce traitement purement médical.

Faire ici le détail des obstacles surmontés par Mme Pau pour vulgariser un traitement dont tant de malades ont éprouvé les bienfaits, m'entraînerait trop loin.

Qu'il me suffise de dire que ma tante appartenait à la faculté de médecine de Paris, qu'elle avait fait de brillantes études, dans un temps où l'usage n'avait point encore permis aux femmes d'aborder de front le doctorat.

La vulgarisation, étendue au sexe féminin, des études éminemment spirituelles, a trouvé dans tous les cœurs français l'écho sympathique qu'elle méritait. Il n'est donc point utile de s'étendre longuement sur ce sujet ; il a été jugé et applaudi par de plus experts.

C'est à l'hospice général et au bureau de bienfaisance de Tours que ma tante commença ses
expérimentations publiques, grâce au concours
bienveillant de M. Potevin, préfet d'Indre-et-
Loire. Les indigents y furent traités gratuite-
ment, et quelques observations empruntées à une
brochure publiée en 1873 par Mme Pau donnent le résultat de ces expériences, qui toutes
réussirent à souhait ou donnèrent au moins des
résultats asséz satisfaisants pour le praticien et
pour les malades.

Puis à Paris, où elle soigna des malades jusqu'en avril 1877 en relevant ses observations
quotidiennes. Il me faudrait plusieurs in-octavo
pour donner les nombreux cas traités et guéris
par elle chaque jour.

Je me suis donc borné à prendre simplement
au hasard quelques-uns de ceux dont l'observation
est susceptible de fournir aux malades certains
points de comparaison.

Le but unique de Mme Pau ayant été la vulgarisation de son traitement, il est appliqué aujour-
d'hui par nos soins dans plusieurs maisons de
santé. Le cabinet médical de consultations reste
établi sous ma direction à Paris.

Il est bon de répondre ici aux objections de toute nature ainsi qu'aux questions qui pourront être faites relativement au traitement de l'asthme et du catarrhe.

La première de toutes les questions qui peuvent être présentées est le traitement par correspondance.

Ici, nous abordons un cas excessivement difficile. En effet, traitant moins l'asthme que ses causes en général, notre traitement doit être éclairé par la science de l'habitude, ou, pour mieux dire, par l'habitude que donne une science certaine de l'auscultation, de la percussion de la poitrine, par la connaissance exacte de l'état général du sujet traité, toutes choses enfin qui peuvent nous faire toucher du doigt les causes immédiates du mal qu'on veut guérir.

Cédant aux sollicitations de nombreux malades, il nous est arrivé de les traiter par correspondance ; quelques succès sont venus donner raison à cette application ; mais, parfois, la guérison n'a pu être obtenue que quand le malade venait alors nous consulter directement. Généraliser l'application du traitement par correspondance eût donc été risquer un mode de guérison dont tant de preuves et d'expériences avaient affirmé la réussite. Ce fut là le seul motif qui nous fit refuser tant de fois à Mme Pau et à moi ce mode d'emploi du traitement.

Pour dire la vérité en deux mots, nous pouvons affirmer que, dans bon nombre de cas, nous avons eu à constater de véritables succès dus à notre traitement par correspondance. Cependant, nous devons avouer quelques insuccès qui ne peuvent être attribués qu'à la façon incomplète dont les malades avaient appliqué notre traitement ou bien à une erreur de diagnostic de notre part, erreur bien excusable et que comprendront tous les médecins traitant par correspondance.

Les renseignements les plus exacts, les plus intelligents, les plus précis ne peuvent jamais remplacer l'examen du malade. Souvent, la portée d'un mot et sa signification ne sont pas exactement semblables pour celui qui consulte et celui qui est consulté, les mots changent souvent de valeur, selon les sexes, les âges, les pays, etc.

Malheureusement, de trop nombreux malades en province ne peuvent, soit pour des raisons de fortune, soit parce que leur maladie les fait trop fortement souffrir, faire un voyage à Paris et y séjourner assez longtemps pour que notre traitement soit réellement efficace.

Pour ceux-là, nous avons dressé un tableau dans lequel nous indiquons tous les renseignements que devront nous donner les malades qui désireront suivre notre traitement par correspondance.

Nous avons élagué les termes techniques qui pourraient être mal compris et confondus avec d'autres.

Nous désirons que nos correspondants ne nous épargnent pas les explications sur leur état de santé, les signes d'un diagnostic exact étant quelquefois ceux qui semblent aux malades les moins importants.

RENSEIGNEMENTS

—

Questions auxqnelles devront répondre tous les
malades qui désirent être traités par correspondance.

——

— Quel âge avez-vous?

— Quelle est votre profession?

— Comment souffrez-vous?

— Depuis combien de temps?

— Y a-t-il un moment ou vous souffrez davantage?

— Dans quelles circonstances remarquez-vous
que vos souffrances augmentent?

— Quelles maladies avez-vous eues avant celle
qui vous fait souffrir actuellement?

— Avez-vous perdu des parents?

— De quoi sont-ils morts?

— Souffraient-ils de la même maladie que vous?

— Souffrez-vous plus le jour ou la nuit?

— Avez-vous des palpitations de cœur?

— Avez-vous de la fièvre?

— Digérez-vous facilement?

— Avez-vous remarqué un changement dans votre appétit?

— Dormez-vous bien?

— Quelles sont vos habitudes (lever, coucher, heures des repas, façon dont est composé le repas)?

— Les odeurs fortes vous rendent-elles plus malade?

— Dans quelle position est placée votre habitation?

— Avez-vous des sueurs abondantes pendant la nuit?

— Avez-vous maigri depuis le commencement de votre maladie?

— Toussez-vous et la toux est-elle douloureuse?

— Crachez-vous et quel aspect ont les crachats?

— Avez-vous le ventre balloné et y ressentez-vous des gargouillements?

— Quels renseignements généraux pouvez-vous donner sur votre tempérament?

Ecrire au Docteur MONOR, 168, faubourg Saint-Honoré, Paris.

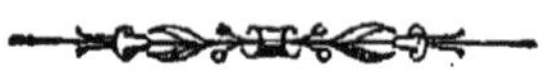

TABLE DES MATIÈRES

PARIS. — IMPRIMERIE BERNARD, 9, RUE DE LA FIDÉLITÉ.